AF343262

EAUX D'ALLEVARD

INDICATIONS ET CONTRE-INDICATIONS

PAR

Le Docteur A. NIEPCE

Extrait de la *Revue Internationale de Médecine et de Chirurgie*

25 AVRIL 1901

CLERMONT (OISE)

IMPRIMERIE DAIX FRÈRES

3, PLACE SAINT-ANDRÉ, 3

1901

EAUX D'ALLEVARD

INDICATIONS ET CONTRE-INDICATIONS

PAR

Le Docteur A. NIEPCE

Extrait de la *Revue Internationale de Médecine et de Chirurgie*
25 AVRIL 1901.

CLERMONT (OISE)
IMPRIMERIE DAIX FRÈRES
3, PLACE SAINT-ANDRÉ 3

1901

ALLEVARD

PAR

Le Docteur A. NIEPCE

Le captage et l'emploi thérapeutique de l'eau d'Allevard sont de date récente et ne remontent pas au-delà de 1840.

Avant cette époque, l'eau sulfureuse s'écoulait à l'air libre en de nombreux filets sur les bords du torrent le Bréda, auquel ils se mélangeaient. On désignait communément dans le pays cette source sous le nom d'*eau noire*.

SITUATION, ALTITUDE, CLIMAT. — Allevard est un bourg de 3.000 âmes environ, chef-lieu de canton du département de l'Isère, à 40 kilomètres de Grenoble, sur les confins du département de la Savoie, situé à 465 mètres d'altitude, dans une vallée ouverte du sud au Nord, parcourue par le torrent le Bréda, au pied d'un massif spécial des Alpes, dénommé massif d'Allevard, dont les sommets s'élèvent jusqu'à 3.000 mètres de hauteur. Station du chemin de fer P. L. M. ligne de Chambéry à Valence, à laquelle elle est reliée par un tramway à vapeur de 15 kilomètres de parcours (Pontcharra-Allevard).

Le sol est constitué par un terrain d'alluvions, recouvrant les calcaires argileux noirs du lias, sous lesquels on trouve le trias, où la source prend naissance.

Le *climat* est tempéré, en raison de l'altitude moyenne ; il n'y a pas de vent ; les pluies sont rares, et l'humidité n'existe pas, en raison de la pente de la vallée et de la nature du sol. L'air y est pur ; une végétation puissante contribue à lui assurer sa salubrité ; aussi ne voit-on jamais d'épidémie à Allevard. La température moyenne de l'été est de 18 degrés. L'*hygiène* de la station est bonne ; l'eau d'alimentation excellente est captée en amont du bourg et amenée avec une forte pression dans les fontaines publiques et les maisons.

La vigne, le maïs, le mûrier, le noyer y mûrissent parfaitement.

La station possède un casino avec théâtre, où chaque soir on donne une représentation ; un orchestre se fait entendre deux fois par jour dans le parc.

Le pays est surtout remarquable par les excursions nombreuses et pittoresques qu'on y fait, entre autres l'ascension de Brame-Farine (1200 mètres) suivie de sa curieuse descente en traîneaux.

Source. — La source unique naît un peu en amont du bourg, sur les bords du torrent. Un puits est creusé dans les calcaires argileux noirs à bélemnites du lias, mais l'eau provient très vraisemblablement des effleurements triasiques que l'on trouve dans le voisinage ; ils consistent en dolomies cloisonnées ou cargneules, en marnes bariolées avec amas de gypse reposant sur des grès associés à des schistes argileux, noirs ou verdâtres, à clivages ardoisiers que l'on a rapportés à l'étage du grès bigarré.

La matière bitumineuse que renferment les calcaires noirs du lias explique très bien la présence de l'acide sulfhydrique dans l'eau par la réduction de ses sulfates.

Le débit de la source est d'environ 130,000 litres par jour.

Propriétés physiques. Composition. — L'eau d'Allevard est sulfhydriquée, froide (16°), gazeuse. Prise à la source, elle est incolore, ou plutôt d'une blancheur opaline, due à une multitude de bulles d'acide carbonique et d'acide sulfhydrique.

Celles-ci, en s'échappant, rendent à l'eau toute sa transparence, et laissent déposer un précipité de soufre à l'état d'extrême division. Elle a une odeur d'œufs pourris, due à l'acide sulfhydrique, et une saveur piquante due à l'acide carbonique. Elle est acide à la sortie du robinet, mais devient alcaline, après la disparition de l'acidité, par le dégagement de ses gaz acides carbonique et sulfhydrique.

La première analyse a été faite par Dupasquier, de Lyon, qui révéla la présence de l'acide sulfhydrique libre à la dose de 24 cc, 7 par litre. C'est une des eaux les plus sulfureuses connues.

En 1886, M. Wilm fit une nouvelle analyse qui confirma la première.

C'est le gaz hydrogène sulfuré qui donne sa caractéristique à l'eau : les autres éléments sont l'acide carbonique, l'azote, en outre des sels, chlorure de sodium, etc., des sulfates de magnésium, calcium, sodium, silice, traces d'arsenic.

En résumé, l'eau d'Allevard est sulfhydriquée, chlorurée sodique, gazeuse, froide.

Modes d'administration. — L'eau de la source est amenée à l'établissement thermal au moyen de deux canalisations, l'une à la buvette et aux inhalations, l'autre aux chaudières, pour servir à toutes les pratiques balnéaires (douches, bains, pulvérisations), etc.

L'établissement thermal, situé à 300 mètres de la source, au milieu d'un grand parc, a été reconstruit en 1891, et son aménagement est complet, et très hygiénique.

Le traitement est interne et externe, et d'une importance à peu près égale.

Le traitement interne ne comprend que la boisson, et sauf rares exceptions, tous les malades boivent. Il y a deux buvettes, l'une à la source même où nous envoyons les malades de préférence, parce que l'eau y est plus gazeuse, et l'autre à l'établissement thermal. Les doses minima sont deux quarts de verre, et les doses maxima trois à quatre verres par jour. On boit l'eau légèrement attiédie par un mélange de lait chaud ou une infusion, sirop, etc.

Le traitement externe comprend l'inhalation, les douches générales, les pulvérisations, douches de gorge et de nez, bains, bains de pieds, bains de vapeur, enfin les gargarismes et les reniflements.

L'inhalation constitue le mode le plus important de la médication d'Allevard ; appliquée pour la première fois par le Dr Niepce, père, en 1852, elle est la meilleure méthode du traitement des affections respiratoires ; elle est spéciale, parce qu'à Allevard, la richesse de l'eau en hydrogène sulfuré le permet : un litre d'eau renferme, en effet, 24 cc. d'hydrogène sulfuré, 97 cc. d'acide carbonique et 41 cc. d'azote.

Il y a deux sortes d'inhalations : la froide à la température de l'air ambiant, et la tiède à 27° ou 30°. Dans les salles d'inhalation froide, l'eau jaillit et retombe dans une série de vasques superposées, de façon à multiplier la surface de dégagement des gaz.

L'eau, recueillie à sa sortie de la salle, ne renferme plus qu'un centimètre cube de gaz acide sulfhydrique. Ces salles sont au nombre de sept, et présentent, en moyenne, une surface de 200 mètres cubes chacune ; elles sont aérées très fréquemment, et la surveillance la plus absolue préside à leur hygiène pour l'aération, les crachoirs, etc.

Les salles d'inhalation tiède sont au nombre de quatre ; l'atmosphère de chacune d'elles est constituée par l'air atmosphérique mélangée à la vapeur d'eau sulfureuse, aux gaz hydrogène sulfuré, acide carbonique et azoté qui se dégagent de l'eau par le moyen d'un jet retombant sur des vasques de zinc superposées. La vapeur d'eau s'exhale d'un plancher à claires-voies.

La pulvérisation tiède se fait au moyen d'appareils qui projettent l'eau finement pulvérisée.

Les douches très employées à Allevard se donnent sous toutes les formes, chaudes, écossaises, alternatives, locales, et constituent une médication des plus utiles.

Les douches de gorge et de nez se pratiquent au moyen d'appareils nickelés lançant un jet d'eau capillaire, tiède.

Les bains se donnent purs ou mitigés.

Les bains de pieds s'emploient comme dérivatifs à une température élevée.

Enfin, les gargarismes et reniflements se font soit à
la buvette de la source, soit à celle de l'établissement,
avec l'eau sulfureuse tiède.

Action Physiologique. — L'eau se digère facilement,
augmente l'appétit, diminue l'acidité gastrique, et cons-
tipe légèrement ; elle est faiblement diurétique ; l'u-
rine un peu plus abondante perd de son acidité ; en
outre, elle augmente le coefficient d'oxydation organi-
que et relève la nutrition. Elle diminue la toux et l'ex-
pectoration, surtout quand à la boisson on joint l'inhalation.

Celle-ci a une action spéciale due à l'hydrogène sulfuré ; elle est stimulante au début et devient sédative
après les premiers jours. L'acide carbonique et l'a-
zote contribuent à augmenter cette action sédative.

En résumé, deux ordres d'effets : excitation au début, sédation ensuite.

Indications. — Affections des voies respiratoires :
susceptibilité bronchique, bronchite à répétitions, ca-
tarrhe bronchique, emphysème pulmonaire, asthme,
pleurésie mal résolue, pneumonie, tuberculose pulmonaire apyrétique ou presque apyrétique (petite élé-
vation de température le soir), même s'il y a des cra-
chats hémoptoïques, de petites excavations, mais à la
condition que l'état général du malade soit resté sa-
tisfaisant, et que les lésions ne soient pas trop éten-
dues.

Je citerai ensuite les rhinites, les pharyngites chroniques, l'asthme des foins, l'hypertrophie des amyg-
dales, les végétations adénoïdes, la laryngite chroni-
que, les troubles fonctionnels du larynx, l'adénopa-
thie trachéo-bronchique, les suites de rougeole et de
coqueluche.

Du côté de la peau, l'eczéma, l'impétigo.

Les enfants, les sujets nerveux à tendance congestive, faciles à exciter, trouvent à Allevard une station
calmante qui n'expose pas à des phénomènes de con-
gestion ou d'hémoptysie (Carron de la Carrière).

L'inhalation a une action élective sur la surface des

muqueuses des voies aériennes et modifie leur sécrétion.

Contre-Indications. — Les unes formelles : affections aiguës ou fébriles, ou les périodes aiguës des maladies chroniques surtout respiratoires ; la tuberculose, quand le champ de l'hématose est trop limité; les maladies du cœur à la période d'asystolie, l'artério-sclérose généralisée, les affections des centres nerveux, le cancer.

Les autres relatives : la fièvre des tuberculeux, si elle est due à une poussée congestive récente, ou à une résorption toxique ; les affections du foie, de l'estomac, des reins, néphrites, etc. La diarrhée, les troubles gastro-intestinaux de la tuberculose ne sont une contre indication que si le malade est en pleine cachexie. De même les hémoptysies ne sont qu'une contre-indication relative, lorsqu'elles ne sont pas importantes, ni fréquentes.

Docteur A. Nieber.

Clermont (Oise) — Imp. Daix frères.

9 782329 246901